DES

SYSTÈMES

EN MÉDECINE,

Consilium ab omnibus datum est,
periculum pauci sumpsere.

PAR CH. JACQUIN,

DOCTEUR-MÉDECIN A VALENCE.

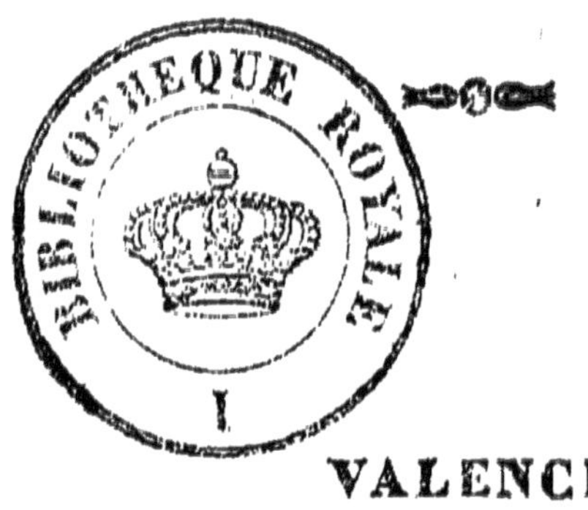

VALENCE,

IMPRIMERIE ET LIBRAIRIE DE J.-F. JOLAND.

1837.

AVIS
PRÉLIMINAIRE
DE L'AUTEUR.

J'ai réuni les matériaux qui servent de base à la composition de ce petit ouvrage, à une époque où quelques écrits polémiques entre plusieurs médecins de cette ville, les divisèrent d'opinion sur l'homéopathie.

Cette divergence, toutefois, ne tarda pas à disparaître et fut terminée par la vive sensation que produisit dans les esprits, à ce sujet, la très-scientifique lettre de M. le doyen des médecins de ce département; ce qui me détermina à renoncer à sa publicité.

Mais une vive altercation venant de se renouveler sur le même sujet, semble m'autoriser, aujourd'hui, à rentrer dans la lice, à manifester publiquement mes pensées, telles que je les professai alors. Si mes observations sont goûtées et que je puisse être utile, mon but sera rempli.

DES

SYSTÈMES

EN MÉDECINE.

Trop souvent le public confond l'ivraie avec le bon grain.

Les *systèmes*, comme les hypothèses, sont nombreux dans la science médicale, mais il y a quelque différence entre eux ; les systèmes sont un assemblage de plusieurs principes vrais ou faux liés ensemble avec celui des conséquences qu'on en tire, et sur lesquelles on établit une opinion, une doctrine, un dogme, une manière de voir, de juger, d'apprécier, qui varie selon l'imagination, malgré les principes nés des premières instructions.

S'ils forment une collection de principes vrais, approuvés par l'étude de la nature, par l'expérience, c'est une doctrine qui peut être précieuse; mais, comme un fait isolé constitue moins une science que la série qui en coordonne plusieurs entre eux, bien que toute science vraie ait sa partie systématique, la doctrine se forme par l'observation et l'expérience; aussi nous donne-t-elle des hommes instruits, des savans, des érudits, parce qu'ils étudient la science dans ses élémens, ils l'approfondissent pour la comparer, l'opposer, l'apprécier; et pour ne point s'égarer dans leurs recherches, ils s'attachent à en découvrir les bases dans l'anatomie, la physiologie, pour montrer la vérité dans la science médicale.

L'*hypothèse* est la supposition qu'une chose est possible ou impossible, de laquelle supposition on tire une conséquence, que souvent un esprit prévenu embrasse avidement, pour parvenir plus facilement à l'explication de certains faits ou prétendus phénomènes, presque toujours faux.

Ainsi, il y a une grande différence dans la valeur

de ces deux mots, ou expressions, quoique liées ensemble et présentant, en apparence, quelque similitude, quelque analogie sous certains rapports.

La *doctrine*, au contraire, est bien distincte; c'est une science de faits remarqués dans les accidens, les variations, les phénomènes de la nature; elle emporte avec elle une idée fixe dans le choix des choses qu'elle est appelée à analyser pour les réunir, les coordonner entre elles; c'est une fiction plus constante, plus claire, plus déterminée dans la partie qu'elle embrasse, pour arriver à la vérité par le creuset de l'expérience; mais il ne faut pas la confondre ni avec le système, ni avec l'hypothèse, qui ne sont trop souvent que les produits de la passion ou de l'esprit en délire, seulement utiles dans les arts; les sciences futiles ou d'agrément.

Le système est admirable, en théorie, appliqué à la science de la médecine, quand il forme une collection de principes; il devient quelquefois précieux pour la science, parce qu'il est en quelque sorte créateur des faits, parmi lesquels il en est de bons, d'importants à saisir, et qu'il fait faire des progrès à la bonne doctrine par ses nombreuses découvertes; mais il arrive le plus souvent que le système ne repose sur aucun principe propre à éclairer la vraie doctrine, et qu'il devient une grave erreur en pratique, parce que la nature dément presque toujours ce qu'il avance; il séduit, subjugue et entraîne l'esprit humain dans cette erreur, dont les suites ne deviennent que trop fréquemment funestes et déplorables.

D'ailleurs, les systèmes en général sont quelquefois d'autant plus dangereux qu'ils sont accompagnés de tous les dehors qui forment ordinairement le cortége du *charlatanisme*, la déclamation, les citations fausses, les assertions hasardées, qui sont les faux brillans de l'ignorance, pour éblouir, en imposer au public, dont le jugement se trouve ainsi surpris et détourné de sa véritable direction.

Mais ce que le charlatanisme présente de plus pernicieux encore, c'est que celui qui l'exerce se trouve souvent avoir tout l'esprit, toute l'audace nécessaires pour persuader, pour démontrer vrai ce qu'il sait être faux, d'où suit que le *système* exprime une supposition gratuite à laquelle tout empirique cherche à ramener la marche de la nature qu'il ne connaît pas, qui lui résiste, quand tous ses efforts tendent à prouver qu'elle lui obéit pour convaincre mieux ceux qu'il abuse.

Personne ne l'ignore, deux causes principales déterminent les hommes à inventer des systèmes, *l'ignorance* et *la cupidité*. Le génie, les passions vives, les hommes à imagination ardente, féconde en inventions, sont également appelés à en produire. Mais le plus grand nombre, peu disposés à suivre les sentiers hérissés d'épines qui conduisent à la vraie science, se bornent à n'en saisir que l'écorce et remplissent le monde de leurs fatales découvertes, de leurs funestes innovations, d'où il faut conclure en thèse générale, que les systèmes, et surtout les hypothèses doivent être rigoureusement bannis, en médecine, d'une science qui a la vie des hommes pour principal objet.

« Tous les systèmes, dit La Rochefoucault (dans

» ses *Maximes*), sont des subtilités de l'esprit qui » les crée, et la trop grande subtilité est une fausse » délicatesse, la véritable délicatesse est une solide » subtilité. »

Ainsi quelle que soit la manière d'établir un faux système, c'est toujours une subtilité répréhensible que de tromper la bonne foi du public, un véritable charlatanisme, un leurre, un piége, un abus de confiance.

Eh quoi! Les hommes n'ont-ils plus l'amour du prochain pour se permettre entre eux d'en abuser de la sorte, en compromettant si impunément l'existence d'un grand nombre, en déshonorant ainsi la plus noble, la plus utile des sciences humaines?... L'amour du gain, voilà donc l'esprit du siècle, et du siècle des lumières! la philosophie qui les soutient est une pauvre philosophie, si les systèmes qu'on y enfante chaque jour ne sont que des artifices, des amorces, des tromperies, des jeux d'adresse, un rafinement de moyens illicites pour surprendre la confiance publique, dont le dénombrement ferait gémir nos ayeux s'ils pouvaient en être les témoins!

Les anciens, il est vrai, avaient bien aussi leurs préjugés, leurs ruses, leurs finesses, mais on ne remarquait pas, comme on le fait aujourd'hui, cette insatiable ambition, cet amour effréné de l'argent, cette subtilité trompeuse, cette artificieuse adresse à s'en procurer, en séduisant les yeux, le cœur, l'amour-propre, par des promesses fallacieuses de guérison, de conservation de la vie, plus précieuse que tous les biens.

Toutefois, en admettant que l'esprit humain se complaise à être trompé, il n'aime pas à l'être impunément surtout quand il s'agit de ce que les hommes ont de plus cher, la santé, l'*existence*.

Loin de moi l'idée d'être l'ennemi des systèmes, mais je ne les aime, je ne les estime que quand une fois éprouvés, et mis en rapport avec l'objet principal et identique qni les a fait naître, ils peuvent être bons à quelque chose, tout en reconnaissant que parfois, avec ces conditions, ils ont été utiles, mais sans elles, bien souvent dangereux.

On se trouve néanmoins forcé de convenir que dans les sciences physiques et naturelles, les arts et métiers, la mécanique, etc., etc., les systèmes peuvent être d'une grande utilité dans les inventions, les innovations, les découvertes; ils peuvent être encore admis et reçus dans ce qui peut être du ressort des modes, des préjugés, dans l'art de gouverner les états, dans la politique, la diplomatie, etc.; mais quand il s'agit de la vie des hommes, trop souvent mise en péril par défaut de lumières et d'expérience, et fréquemment par l'emploi de substances nuisibles administrées sur le témoignage d'aventuriers qui n'en connaissent ni la qualité ni l'application, et qui ignorent même le genre, la nature de la maladie contre laquelle elle est employée, il doit être permis de dire, de s'écrier à haute voix que c'est du *charlatanisme*, d'autant plus redoutable qu'on emploie des poisons qui ne devraient être administrés que par des mains sûres et non par l'ignorance ou la cupidité.

Qu'on ne s'y trompe pas, ces perturbations du genre humain ont pris naissance, pour la plupart, dans les innovations de ces faiseurs de systèmes qui avilissent la plus noble des sciences ; car on ne saurait nier que de nos jours la médecine ne soit la plus noble, la plus importante, la plus utile comme la plus avilie, en même temps, des sciences humaines, parce qu'elle fait des jaloux, des envieux, et qu'elle n'est point assez protégée par les lois.

Parmi les gens de l'art, e ceux qui y prétendent, toutes ces innovations intestines n'ont cessé d'exister depuis le siècle d'Hippocrate jusqu'à nous, par suite des découvertes, des suppositions de ces éternels inventeurs de systèmes qui, cherchant toujours la *pierre philosophale*, ne cessent d'engendrer de perpétuels désordres dans une partie des sciences qui, au contraire, devrait jouir, enveloppée de la confiance publique, de la tranquillité la plus parfaite.

Pourquoi se le dissimuler ? la médecine, en France, n'a jamais été plus méprisée, déconsidérée, que depuis la révolution, qu'à dater de nos guerres contre l'étranger, en ce qu'il s'est introduit, pour la pratiquer, une multitude de prétendus médecins, une foule de soi disant praticiens, qui n'en avaient point étudié les principes. Aussi, en cette matière, les lois se trouvent être tellement relâchées que presque tous les pharmaciens donnent leurs consultations, sans s'arrêter devant leur peu d'expérience, leur défaut d'études sur l'art de guérir; car pour exercer cette science, il faut en avoir étudié les principes, la nature des maladies, les symptômes qui les caractérisent et leur médication qu'ils ignorent. La santé n'est pourtant pas une chose indifférente.

Il est certain que la médecine a existé dans tous les temps, chez tous les peuples, et qu'elle a pris naissance dans le besoin de secourir les infirmités humaines; aussi, par son utilité généralement reconnue, les anciens lui élevèrent-ils publiquement des autels; ainsi qu'après eux, les auteurs dans l'antiquité lui ont assigné une origine divine, en rapportant que les *druides*, les *mages*, les *bardes* la faisaient entrer dans leurs saints mystères.

Comment se fait-il que, de nos jours, quelques médecins, par l'introduction de faux systèmes, affectent de la déshonorer dans son utilité, et par là même de la faire mépriser?

On ne peut révoquer en doute que cette science ne remonte aux siècles les plus reculés, puisque le célèbre Hippocrate n'a composé ses immortels ouvrages que d'après les observations et les expériences de ceux qui s'étaient déjà acquis avant lui une grande réputation dans l'Arabie, la Scytie, la Grèce, etc., etc.; ce qui prouve que, dans tous les temps et en tous lieux, l'art de la médecine a été pratiqué et exercé par des hommes studieux qui l'ont fondé d'après les appréciations des diverses infirmités humaines.

En faut-il davantage pour établir que la médecine est une science de vérité, puisqu'elle exige, pour être conçue et pratiquée, des connaissances spécialement acquises, et qui ne sont pas à la portée de tout le monde, bien que tout le monde se permette de l'exercer?... Ne faut-il pas joindre aux obligations rigoureuses qu'elle impose, une théorie lumineuse, une longue et profonde expérience pratique des faits, de continuelles remarques et observations au lit des malades?... Ne faut-il pas, pour exercer cette science avec fruit, avoir les connaissances acquises de la chimie et de la nature de l'homme, sa constitution, pour pouvoir juger, apprécier les productions de la nature, et les employer au traitement des diverses maladies qui affectent le genre humain, ce qu'il s'agit d'abord de reconnaître et de caractériser pour recourir à propos à la *thérapeutique*, puisqu'il est généralement reconnu qu'il y a autant de savoir quand il faut expecter que quand il faut agir, le médecin n'étant en quelque sorte que l'aide de la nature?

Par toutes ces considérations abrégées que je viens

de faire entrevoir, il est facile de se convaincre que la médecine n'est point une science ordinaire que tout le monde, indistinctement, puisse exercer; et cependant combien de gens croient pouvoir la pratiquer impunément, sans en avoir étudié les principes, ni même les premiers élémens! Et en cela je ne puis m'empêcher de dire que c'est moins la faute du consulté que du consultant, qui, dans son plus précieux intérêt, manque tout à la fois de prévoyance et de jugement pour ne pas savoir distinguer l'ivraie du bon grain.

Il n'est donc point étonnant que la médecine perde chaque jour, dans l'esprit public, la confiance dont elle devrait hautement jouir; mais à qui en imputer la faute? uniquement au malade qui s'adresse au premier venu, au charlatan, à l'empirique, breveté ou non breveté; en un mot, à ces inventeurs, distributeurs ou dépositaires de *remèdes secrets* pour tous les maux, plutôt qne de recourir au médecin consommé, à l'homme de talent, connu par sa longue expérience, son savoir acquis dans la science à laquelle il s'est destiné au sortir de ses premières études, qui, dirigé par les sentimens d'honneur de son état, aspire à se faire une réputation méritée.

Ce sont, d'ailleurs, les premiers symptômes d'une maladie qui doivent être le mieux observés et le plus sérieusement appréciés, parce qu'ils peuvent changer de face, s'aggraver et perdre insensiblement cette qualité médicatrice de la nature que l'art doit entretenir et favoriser; car, soit par trop de retard ou manque d'à propos dans l'emploi des moyens, soit par oubli ou par la plus petite négligence, la maladie peut se compliquer, de nouveaux accidens se manifester qui ne peuvent être appréciés que par un médecin expérimenté; encore se montre-t-il souvent des cas particuliers où toutes les ressources de l'art le mieux entendu deviennent impuissantes pour ramener la nature, déviée de sa marche, à son type normal.

Par toutes ces observations préliminaires et qui sembleraient devoir, au premier coup-d'œil, m'éloigner du sujet principal que je me suis proposé, je dois chercher à prouver que le charlatanisme, la plus brillante théorie, le raisonnement le plus séduisant en médecine, ne pourront jamais se rendre compte de certains cas ou phénomènes pathologiques, pour pouvoir en juger aussi convenablement que celui qui a l'habitude de l'observation dans l'art de guérir depuis de longues années; en ce que, pour bien juger une maladie, il devient de rigoureuse nécessité de rattacher d'une manière intime la théorie, qui est la science, à la pratique, qui est l'exercice de la science.

Ainsi, pour pouvoir juger sainement des choses et les apprécier à leur juste valeur, il faut les avoir étudiées; les avoir souvent vues et examinées, pour se les rappeler et en distinguer les causes et les effets; car c'est en observant avec attention tous les signes caractéristiques, les symptômes, les variations d'une maladie, qu'un bon théoricien peut devenir, plus tard, un grand praticien s'il est observateur. Le premier aura l'avantage de raisonner parfaitement des choses, mais le second saura mieux les apprécier, les classer, les distinguer, par la seule puissance de l'habitude; par conséquent il pourra mieux en combattre les accidens à propos, parce qu'il est démontré par l'expérience que les lumières, l'intelligence, les qualités occultes, pénètrent avec lenteur dans les meilleurs esprits, et qu'il arrive souvent qu'on ne connaît que le lendemain l'erreur qu'on a pu commettre la veille. Ainsi, en médecine pratique, l'expérience fait distinguer les cas graves, simples ou compliqués des maladies soumises à ses investigations, pour les caractériser et en combattre les divers accidens.

Je me suis permis toutes ces réflexions pour prouver combien la science médicale exige d'étude, d'application, de recherches et d'expérience, pour être pratiquée avec succès, et que c'est un grand tort du public que celui de se laisser séduire, entraîner par tous ces jongleurs, ces saltimbanques à nouvelles découvertes, sur de prétendues recettes et infaillibles moyens de guérir, et qui ne sont que de fiéfés charlatans dont le but ostensible est moins d'acquérir de la gloire, une bonne renommée, la confiance, que de gagner de l'argent par leur adresse et leur subtilité à faire des dupes.

C'est donc avec raison que l'on doit blâmer ces perturbateurs de la vraie science, ces déhontés escamoteurs de la confiance publique, dont les actes sont nuisibles à l'humanité, par leurs faux systèmes, leurs dangereuses innovations qui ne sont, pour la plupart, que le produit des rêves, des illusions et des vaines chimères enfantés par le délire de la cupidité.

Et comment se fait-il que la médecine soit ainsi accablée de ces vers rongeurs, de ces insatiables vampires, de ces hommes à funestes découvertes qui veulent faire prévaloir leurs idées erronées et s'affranchir de l'opinion générale?

Est-ce pour être utiles à la science, l'encourager, se faire un nom, qu'on les voit multiplier leurs annonces, leurs affiches sur tous les coins et dans tous les carrefours des villes et des campagnes? Non, c'est uniquement pour faire du bruit, en imposer à la crédulité du public toujours avide de nouveautés, et s'enrichir à la faveur de leurs prétendues cures merveilleuses!

Audacieux et persévérans dans ces sortes d'entreprises, ces manipulateurs de guérisons n'appréhendent rien; rien ne les arrête, pas même les lois qu'ils bravent impunément; ils ne craignent pas d'écrire ou de faire écrire des *prospectus*, des brochures, même des livres qu'ils répandent avec profusion pour mieux séduire et entraîner l'opinion. Que sont ces ouvrages? des suppositions gratuites, de hardis mensonges que le vulgaire, ébloui, se hâte de saisir comme des vérités. Et c'est par une telle conduite que la confiance dans la véritable science de la médecine diminue chaque jour davantage, par les manœuvres non réprimées de ces empiriques, de ces novateurs à systèmes, de ces jalousies d'état. *

Il n'est que trop vrai encore que des médecins, qui ne le sont que de nom, ne craignent pas, dans ce conflit de toutes les aberrations de l'esprit, de profaner leur utile ministère, en créant des systèmes dangereux à l'humanité, dans l'intention de faire rapidement fortune, plutôt que d'être utiles à la science qu'ils ont à peine effleuré. Mais on ne tarde pas à s'apercevoir que leurs innovations ne sont qu'éphémères et très-préjudiciables à la plus noble des sciences, qui n'en restera pas moins éternelle, malgré les efforts et la funeste influence de ses détracteurs, étant une science de faits pris dans la nature même.

Que l'ignorance hypocrite de ceux qui ne pouvant pénétrer, approfondir la sublimité de la médecine, affecte de douter de son efficacité, de sa perfection,

* L'envie et la jalousie que montrent la plupart des médecins contre leurs confrères ne peuvent être considérées que comme des faiblesses de l'esprit et un vice du cœur; mais ces jaloux et envieux ne montrent cette passion que pour des confrères qui ont plus de mérite qu'eux.

cherche à la décrier par toutes sortes de moyens ; le plus sage parti est de mépriser leurs propos acerbes, produit de leur passion et de leur jalousie, et de marcher hardiment aux heureux résultats qu'elle présente, aux bienfaits qu'elle procure à l'humanité par la guérison ou le soulagement de ses maux.

Il n'est pas moins de la dignité du véritable médecin de souffrir et de laisser dire à cette classe d'hommes dits *beaux esprits*, qui ont la manie de fronder, de censurer, de tout blâmer, que la médecine n'est qu'*une science conjecturale* ; mais ils ignorent que la sublimité de la médecine, que cette profonde science est au-dessus de leur portée et qu'ils n'ont point assez d'esprit, assez de bonne foi pour la juger, que leur vue est trop courte pour leur permettre de bien distinguer la voie qui conduit à la vraie doctrine, de ces sentiers obscurs et ténébreux que nous offre la pédanterie systématique, dont les frivoles innovations surprennent, éblouissent et s'éclipsent comme ces météores lumineux que les rayons du soleil dissipent dans la matinée.

En effet, tous ces esprits à systèmes, à sectes, à hypothèses, n'ont produit autre chose que des inventions imaginaires, des suppositions fantastiques de leur imagination versatile et remuante, véritables météores, propres à subjuguer, à fixer les regards, pour ne laisser après eux que des désastres, d'incalculables dangers et des calamités plus ou moins grandes au genre humain. Pour s'en convaincre, il suffira de rappeler à sa mémoire tous les systèmes enfantés et qui se sont succédés depuis Hippocrate jusqu'à présent, nous remarquerons qu'ils n'ont tous été qu'éphémères, sans consistance, et qu'ils ont disparu, les uns après les autres, sans rien laisser sur leurs traces de salutaire pour la science et l'humanité.

Nous sommes fondés à répéter que depuis Hippocrate. jusqu'à nos jours il s'est formé beaucoup de systèmes de plus d'un genre dans l'exercice de la médecine; que même avant lui, des esprits féconds et de hautes imaginations avaient cherché à établir des doctrines, des systèmes dans cette science; mais il n'appartenait qu'au grand maître de l'art d'en créer un solide et durable, fruit de ses observations et de l'expérience de ceux qui l'avaient précédé.

Hippocrate, on le sait, prit naissance dans l'île de Coos, 460 ans avant l'ère vulgaire, et mourut à 104 ans, laissant des ouvrages en médecine qui l'ont immortalisé; sa doctrine, généralement vénérée, sera de tout temps le modèle et le guide de tous les bons praticiens, malgré les divers systèmes qui ont été créés depuis; ses principes ont toujours prévalu en mérite et ont été estimés de tous ceux qui ont acquis assez d'expérience pour les juger sainement; en suivant ses conseils ou aphorismes, on ne peut manquer, par de constans et solides succès dans leur application, de fixer à bon droit la confiance publique.

En effet, sa doctrine mérite d'autant plus de considération que depuis plus de 2,000 ans qu'elle a franchi les mers et qu'elle s'est répandue dans toutes les parties du monde, elle n'a rien perdu de ses premiers principes, de ses élémens substanciels, parce qu'elle est le fruit de l'expérience, de la méditation et des observations sagement rectifiées; ainsi le praticien qui en est bien pénétré ne peut errer s'il se trouve être observateur lui-même.

Nous devons, sans contredit, de la reconnaissance au siècle, par les progrès et les découvertes qui ont été faites dans les sciences, surtout dans la médecine chirurgicale, l'anatomie, la physiologie, et moins cependant en pathologie, qui est le fruit du temps et de l'observation, malgré aussi toutes les analyses des chimistes et des naturalistes, la pratiqne est restée la même, et nous devons ces insuccès à tous les genres de charlatanisme qui se sont montrés et qui se montrent à découvert devant nous sous diverses bannières, et de différentes couleurs.

Hippocrate a exprimé une grande vérité quand il a dit: *Vita brevis, ars longa, occasio præceps, experientiâ fallax, judicium difficile.*

Or, si le père de la science a avancé que l'art est long et la vie courte, que l'expérience est trompeuse et que le jugement est difficile à porter, n'est-ce pas reconnaître que l'expérience doit parler avant d'agir? car pour que les moyens employés soient couronnés de succès, il faut nécessairement joindre à une théorie lumineuse la plus profonde expérience.

Loin de là, les hommes audacieux et téméraires qui s'adonnent à l'exercice de la médecine dans la persuasion qu'ils sont appelés à en relever, à en soutenir l'éclat par les qualités morales qu'elle exige, sont louables s'ils éclairent quelque partie de la science ; mais malheureusement, c'est, comme nous l'avons déjà dit, l'ambition, la cupidité, le désir immodéré de s'enrichir, qui font évanouir de si nobles dispositions et qui les fait mouvoir plutôt que l'amour de l'étude et de la science ; ce qui tend, au contraire, à la faire de plus en plus tomber dans le mépris.*

Ces hommes-là sont donc les fléaux de la vraie médecine, en ce qu'ils la déshonorent en couvrant leur ignorance des faux systèmes qu'ils adoptent pour leur tenir lieu de capacité.

C'est donc un grand malheur pour l'art médical que le peuple, dans ses intérêts les plus chers, soit entraîné à confondre à cet égard l'ivraie avec le bon grain, et qu'il accorde sa confiance au charlatan préférablement et à l'exclusion du médecin consommé ; de le voir si naturellement porté à se laisser sé-

* Il est des médecins, comme quelques pharmaciens, qui se font une gloire de montrer un athéisme pernicieux. Pensent-ils appeler la clientelle? Non, sans doute ; l'art de guérir veut une certaine crainte de Dieu, pour mériter l'estime des hommes et leur confiance.

duire par le charme des nouveautés mensongères, à employer sans discernement des substances dangereuses dont il ignore les propriétés, sans distinguer leurs qualités spécifiques et sans s'en tenir à ce qui est connu.

Mais que ce malheureux et trop crédule public, qui manque souvent de lumières pour juger des choses en pareilles matières, se persuade bien qu'il est grossièrement trompé par tous ces empiriques qui se prétendent inventeurs de remèdes secrets, que la doctrine d'Hippocrate est la seule, l'unique règle à suivre, qu'elle repousse tous les faux systèmes, et que s'en tenir aux principes qu'il a établis c'est éviter de grands dangers pour sa propre existence.

Si, comme tout le prouve, la confiance est un besoin du cœur, un soulagement instinctif que réclame la nécessité, la douleur en est ordinairement le premier symptôme; elle est quelquefois l'effet de la crainte plutôt que celui d'un sentiment douloureux des facultés morales, bien que le souvenir de sa conservation l'ait plus particulièrement décidé; dès lors, le médecin devient le confident intime des infirmités de celui qui compte sur son talent, sur son habileté pour opérer sa guérison, d'où suit que ce confident ne doit pas être un empirique, un charlatan, et que le public est bien répréhensible d'accorder sa confiance à de tels hommes.

Si, au contraire, la confiance devient une faveur

forcée par la crainte et la douleur, le vrai médecin appelé doit avoir assez de qualités morales, de talens et de capacité pour la mériter, tout convaincu qu'il peut être que le public est léger, inconstant, épris de la mode, courant après la nouveauté, les nouvelles découvertes, sans réfléchir aucunement sur les suites de son état permanent d'inconstance et de frivolité.

Si, dans le premier cas, la confiance se trouve être produite par une affection dépendante d'un sentiment du cœur, avec participation de l'esprit qui en est une des facultés les plus sensibles, on pourra dire avec Larochefoucault, dans l'une de ses maximes : « La confiance est comme un relâchement de l'âme » qui cherche à se soulager d'un poids dont elle est » pressée. »

Mais, considérée dans l'exercice de la médecine, la confiance ne doit être envisagée que comme un mouvement intérieur, un produit vague de la douleur causée par la crainte de la mort, et, sous ce rapport, elle ne doit donc être accordée qu'au médecin éclairé par l'étude et l'expérience, et non à un charlatan qui peut à chaque instant, par son ignorance, compromettre l'existence de celui qui réclame ses secours.

Ainsi donc, si la confiance, comme nous persistons à le soutenir, est un besoin du cœur, commandé par la douleur, elle mérite la plus scrupuleuse attention, pour n'agir qu'avec la plus grande réserve, puisqu'elle entraîne avec elle la confidence absolue des lésions et altérations qu'on éprouve dans le dérangement des fonctions normales de l'économie, pour en connaître la cause et le rétablir.

Or, le choix d'un médecin n'est point une chose indifférente, puisqu'il y va de la vie; ce choix mérite la plus grande attention, il faut le choisir prudent, instruit et expérimenté, parce qu'il n'arrive que trop souvent qu'un remède administré mal à propos, ou inconsidérément ordonné, peut contrarier puissamment les vues de la nature, rendre la maladie plus grave, et causer la mort; partout, un remède ne doit être administré que selon les formes de l'art, la nature du mal, l'état du malade et de la maladie, selon l'âge, le sexe, le tempérament et la situation athmosphérique.

Je viens de me permettre toutes ces réflexions, moins pour démontrer combien il faut de mérite à un médecin pour exercer avec distinction la plus noble comme la plus utile des sciences, que pour prouver tout le danger que court le public à se laisser influencer par les dehors trompeurs de ceux qui n'ont pas acquis la vraie science; ce qui le rend dupe de sa bonne foi et de sa crédulité, parce que tous ces systèmes, ces nouvelles doctrines, ces nombreuses découvertes sont moins inventées pour la guérison des maladies que dans un intérêt purement personnel.

Cependant, il faut en convenir, ces charlatans sont en quelque sorte moins coupables que ce même public qui donne tête baissée à ces mensonges, impostures et suppositions, qu'il recherche même avec ardeur, sans écouter sa propre raison, sans prévoir ni calculer les suites de son fatal aveuglement, comme s'il pouvait ignorer que la vie, que la santé sont de véritables trésors, que sans la santé il n'est aucune félicité ici-bas, et que hors la santé il n'est point de bonheur à prétendre sur la terre. « Le » monde n'a jamais manqué de charlatans, dit La- » fontaine; cette science, de tout temps, fut une » profession très-fertile. » Il faut les craindre.

Sur ce point on reste généralement d'accord que la santé est un bien précieux, un don de la nature, le vrai bonheur dont on ne connaît le prix qu'après l'avoir perdu. Aussi les Grecs et les Romains qui avaient su en apprécier le charme et tous les avantages qu'elle procure, avaient-ils fait de la santé une divinité tutélaire à laquelle des autels furent élevés, sous le nom de *Salus* (santé, conservation); la représentant sous l'emblême d'une belle femme assise sur un trône, tenant une coupe d'or à la main, auprès d'un autel autour duquel un serpent formait un cercle de son corps, de telle façon que sa tête se relevait au-dessus; enfin les iconologistes l'ont diversement représentée sous les formes les plus attrayantes.

Par suite de nos premières observations je me trouve insensiblement amené à parler de l'expérience dans la pratique de l'art de guérir, et je dis, sans crainte d'être contesté sur ce point, que l'expérience est la plus importante et la plus essentielle partie du savoir pour exercer la médecine avec succès, parce qu'elle est la mère des arts et des sciences; c'est elle qui nous conduit à la vérité des faits, qui nous dispose à les distinguer, à les classer; c'est elle qui éclaire, qui décide le doute, qui dissipe les nuages et les prestiges de l'ignorance; c'est elle, enfin, qui donne et fixe le jugement sur la nécessité d'agir ou d'expecter dans les maladies.

D'ailleurs, l'expérience qu'on acquiert est ordinairement le fruit d'un grand nombre d'années d'étude et d'observations au lit des malades; car ce n'est qu'en observant avec constance les accidens, les variations, les phénomènes pathologiques, qu'on peut en tirer des inductions satisfaisantes ou défavorables, qu'on peut agir avec connaissance de cause; car c'est en épiant la nature, en la prévenant, l'aidant et la secondant, en observant ce qu'elle fait, ce qu'elle se propose de faire qu'on peut prévenir de graves accidens; l'expérience est la partie de la médecine la plus délicate comme la plus courageuse, puisquelle conduit aux plus grands résultats; ce n'est donc jamais impunément que la médecine est exercée par l'ignorance ou la cupitité; ainsi ce sera toujours un véritable danger pour le public de recourir aux arcanes, aux remèdes funestes comme aux charlatans.

Quels que puissent être ces remèdes, quelle qu'en soit la dose prescrite, qu'il sache les éviter, qu'il juge l'emploi des substances, que l'inexpérience lui conseille, quoique vantées, pronées et mises à la mode par des intéressés, des novateurs audacieux, plus redoutables mille fois que ceux qui exploitent sur les grandes routes, en ce que, sans avoir rien à redouter, ils attentent secrètement à la vie des hommes; que le public s'affranchisse de la coupable influence de ces prétendus philantropes, qu'il ne se laisse plus circonvenir par leurs écrits, leurs discours trompeurs, leurs perfides amorces, leurs remèdes dangereux.

Toutefois, *clamentis in deserto*, fussé-je réduit à prêcher dans le désert, malgré tout le désavantage qu'on trouve toujours à proclamer la vérité, que beaucoup affectent de chercher en s'écartant visiblement de la route qui y conduit pour ne pas l'atteindre, je n'en continuerai pas moins d'exprimer ma façon de penser avec ma franchise ordinaire; permis à chacun d'en gloser à sa manière; que m'importe? j'écris pour l'utilité publique avec désintéressement; tant mieux, tant mieux si mes intentions sont comprises et appréciées, je ne me suis proposé pour but principal que de mettre au grand jour les ruses, l'adresse, les vices et l'improbité de cette foule de charlatans qui trompent mes semblables en leur offrant des remèdes secrets, des panacées universelles, des poisons.

Pourquoi les malades accordent-ils à tout le monde cette confiance de traitement qui n'appartient qu'à des médecins expérimentés? Pourquoi donner cette confiance à des *chimiâtres* qui ne connaissent ni la nature, ni le traitement des maladies? Je ne saurais donc trop élever la voix contre ces abus illicites et inhumains. Pourquoi ne pas faire connaître au public qu'on abuse tous les dangers qui le menacent par un adroit charlatanisme, ces promesses fallacieuses?..... Mais, il faut en convenir, c'est moins la faute des charlatans que celle du public qui les consulte et qui n'en connaît pas tous les dangers. Il faut l'éclairer. D'ailleurs, il arrive très-souvent qu'ils emploient des moyens de guérison pour des maladies qui n'en demandent pas et dont la nature fait souvent tous les frais de curation; c'est un charlatanisme.

Il faut encore en convenir, si toutes les infirmités humaines s'annonçaient toujours par de vives et profondes douleurs, les hommes seraient peut-être plus sages, plus réservés, plus circonspects sur la conservation de leur santé dans le choix d'un médecin expérimenté, parce que la douleur leur ferait sentir plus fortement le danger de la mort qu'ils auraient à redouter; mais, accoutumés à se jouer de leur existence, il en est malheureusement qui ne craignent pas de recourir jusqu'au hideux ministère des agens chargés des hautes œuvres, auxquels, dans leur déplorable aveuglement, ils attribuent des connaissances médicales ou chirurgicales qu'ils n'ont pas. Quelle honte !...

Sans doute, le charlatan, l'empirique, est blâmable de profiter de cet abandon, de cette absence de raison, de jugement et de prévoyance de la part de certains hommes à esprit faible qui se plaisent à courir après le merveilleux; mais cependant il l'est quelquefois moins que ceux qui le font médecin malgré lui, ainsi que Molière l'a plaisamment démontré dans ses diverses pièces de comédie, pleines de sel et de judicieuse critique; et ces faits se retracent encore aujourd'hui parmi nous par de nombreux exemples où l'on voit tour à tour le cordonnier, le tisserand, le bûcheron, nouveaux *Sganarelles*, prescrire des remèdes et devenir médecins *sans le savoir*.

Ceux-ci sont en général moins répréhensibles, en ce qu'ils sont moins à craindre, que ces novateurs, ces inventeurs de systèmes, qui, dans leurs écrits perfides et mensongers, répandent, propagent leur baume mêlé de poison. Je le répète.

En sorte que si la médecine est décriée, diffamée et méprisée, c'est qu'il se trouve aussi un certain nombre de médecins qui la déshonorent par charlatanisme, ignorance ou cupidité. Mais ce qu'il y a de pire, c'est qu'on ne se fait point scrupule de condamner tous ses membres pour un seul coupable. Toujours indistinctement attaquée, et jamais défendue suivant les règles de la vraie doctrine, la médecine dégénère tellement de son ancienne splendeur que les hommes les plus capables de l'exercer, humiliés, rebutés par tous les genres de dégoûts dont on les accable, cesseront bientôt de s'y adonner avec les soins, l'aptitude qu'exige une science de faits aussi nécessaire qu'utile, et il ne restera pour l'exercer que des audacieux qui compromettront la santé et la vie des malheureux humains.

Cependant, s'il faut nous servir des anciennes autorités, il est plusieurs sortes de personnes dans la société qui ont droit à d'honorables distinctions; l'Écriture sainte recommande d'honorer les personnes utiles et charitables, d'honorer son père et son médecin, c'est un précepte du Décalogue.

Ces temps ne sont plus où la vénération publique entourait, accompagnait la médecine dans la personne de ceux qui la professaient si efficacement, aussi quelles conditions plus nobles, plus éclatantes, plus illustres, n'impose-t-elle pas par son degré d'utilité! car tout rang, tout âge, tout sexe en a besoin; le médecin éclairé, probe, vertueux et désintéressé, est digne de la pleine et entière confiance de ses malades; le père lui confie la santé, la conservation de son enfant; l'époux, la vie de son épouse; il veille sur celle du monarque comme sur celle du plus misérable habitant de chaumière ; sa main délicate et exercée préserve l'enfant qui vient de naître des dangers qui menacent sa frêle et débile existence, même avant qu'il ait vu le jour; et pourtant il est oublié, négligé, lorsqu'il a acquis tant de droits à la reconnaissance publique. Quel outrage! Cependant plus d'un médecin est devenu un psychagogique par la vie qu'ont procurée ses talens et son savoir.

Reprenons la série de nos observations sur les différens systèmes que nous nous sommes chargés de combattre.

Pour apprécier l'esprit systématique d'un grand nombre d'auteurs qui, à toutes les époques, ont cherché à innover, à créer des doctrines, des systèmes, je remonterai jusqu'au temps le plus reculé de la médecine, afin de prouver l'esprit fécond, ardent et inventif qui s'est montré et développé même avant Hippocrate, et depuis ce grand homme jusqu'à nous, toujours dans l'objet chimérique de parvenir par la science occulte à la découverte de la pierre philosophale ou du mont d'or.

Pythagore invènta la doctrine des nombres, etc.

Empédocle posa les fondemens de la secte des élémens divers, etc.

Héraclite reconnut en principe le feu comme élément universel, etc.

Thalès prétendit que c'était l'eau, etc.

Démocrite adopta les atomes, etc.

Épicure les admet comme corps invisibles, etc.

Enfin jusqu'au siècle d'Hippocrate, les devins, les sophistes, les psylles et les circulateurs obstruaient de toutes parts le temple d'Esculape. L'illustre maître paraît!..... Aussitôt il saisit le fouet vengeur de la critique, pourchasse les fausses idées, disperse ces apôtres du mensonge et du charlatanisme, et, se montrant le digne émule de Socrate, il dissipe bientôt tous les nuages amoncelés par la superstition; il fait plus, il élève un monument glorieux en l'honneur de la vraie science médicale qui sera éternel.

Qu'on ne s'étonne pas d'un tel prodige à une époque si rapprochée de l'enfance de l'art; la famille des *Asclépiade*, d'où descend notre immortel auteur, possédait déjà, de temps immémorial, le premier dépôt des richesses dont il fit un si merveilleux usage, par les principes qu'il nous a laissés, comme digne successeur d'Esculape.

Dès lors, la fameuse école de *Cos* jouit de toute sa célébrité et effaça peu à peu sa rivale, l'école de Guide, qui comptait au nombre de ses disciples le célèbre *Eurephon*, éditeur des *Sentences gnidiennes*, *Crinias* et *Phylippe*, tous deux médecins renommés de cette école, dont le lustre fut totalement éclipsé lorsque Hippocrate, par la démonstration de ses principes, établit la doctrine qui éclaire encore aujourd'hui nos meilleurs praticiens ; ce fut alors que *Crinias* et *Phylippe* adoptèrent la description des systèmes qu'ils professaient dans leur école, mais qui n'obtinrent pas tout le succès qu'ils s'en étaient promis. Cependant les Égyptiens pratiquaient depuis longtemps le mode de traitement qu'ils conservaient religieusement dans leur temple, comme un code sacré, ou livre sacré de Trimegiste dans lequel se trouvaient des règles invariables de traitement pour chaque maladie. Ainsi, la médecine symptômatique est et sera toujours, à mes yeux, le meilleur mode de pratique que doit embrasser le médecin sage et prudent.

C'est, en effet, ce mode que les Égyptiens ont conservé si longtemps, quoique, dans ce temps, il y eût une foule d'observations éparses qu'il fallait rapporter à des principes certains, d'après des faits déjà soumis au creuset de l'expérience, et sagement coordonnés, de telle sorte qu'on pût en saisir toutes les nuances, de même qu'une foule de vérités acquises par les plus heureux résultats, lesquels ont servi à former les dogmes ou sentences qui constituent réellement la véritable doctrine de la science médicale et la pratique des médecins hippocratiques.

Voilà l'ouvrage inappréciable de ce grand homme qui a adopté dans ses aphorismes tout ce qu'il y avait de plus pur dans la philosophie de Socrate, son ami, que les disciples de celui-ci ont ensuite cherché à imiter; c'est ainsi que s'est établie l'école dogmatique dont Hippocrate est le fondateur.

Mais ce furent les subtilités de *Platon* et d'*Aristote* qui vinrent changer entièrement la face de la science et donnèrent aux empiriques l'occasion de fonder une nouvelle secte à Alexandrie, en attaquant de front tout ce qui avait été créé jusqu'alors; c'est dans cette circonstance que la route tracée par le génie d'Hippocrate fut en quelque sorte abandonnée et que sa secte fut qualifiée de secte raisonneuse comme la plupart de celles d'aujourd'hui.

Ainsi qu'on vient de le voir, il en a été de la doctrine d'Hippocrate comme des conceptions de *Bichat*, notre contemporain; leurs principes ont été commentés selon l'esprit de l'auteur; mais quand on veut lire et s'attacher à ceux d'Hippocrate avec attention, il est impossible de se dissimuler qu'ils soient les seuls guides à suivre pour arriver au succès dans le traitement des maladies, pour peu qu'on soit praticien et observateur.

Qu'arrive-t-il d'ailleurs à tous ceux qui l'oublient et s'en écartent? Ils tombent dans les vices de leur imagination, toujours portée et inclinée à former de fausses doctrines, de pernicieux systèmes, contraires à la science comme à l'humanité, par les désordres multipliés qu'ils jettent dans l'étude et l'exercice de la médecine; car cet oubli, cette tendance à s'éloigner de la véritable doctrine produit d'autant plus de mal que tout le monde s'ingère à la pratiquer, que les uns la regardent comme une science conjecturale, pendant que la plupart lui retirent la confiance qu'elle a à juste titre le droit d'inspirer.

Je ne saurais donc trop élever la voix en voyant abandonner une si précieuse doctrine, qui devrait être sacrée, parvenue jusqu'à nous depuis vingt siècles, se soutenant avec la même faveur, obtenant les mêmes succès en pratique, pour se livrer inconsidérement à des systèmes creux, vides de faits, dépourvus d'autorité et qui finissent ordinairement par tuer la confiance et les malades!.....

Il faut donc le répéter encore jusqu'à satiété, quand viendra donc le moment où le public se dessilera enfin les yeux pour ne plus se laisser tromper impunément par les hableurs, les charlatans de toute espèce qui le pressurent et se jouent de sa crédulité?

Nous ne pouvons toutefois en disconvenir, quelques médecins de l'antiquité, ne se contentant pas de la gloire et de la renommée que leur procurèrent leurs talens, ont fait fortune avec leurs systèmes.

Galien amassa de grandes richesses, mais Galien avait un savoir peu commun dans un siècle où la médecine était plus honorée et plus estimée qu'aujourd'hui. Ce célèbre praticien n'est pas le seul qui se soit enrichi, mais du moins il a travaillé et gagné honorablement, pendant que beaucoup d'autres ne se font pas scrupule de nos jours de captiver la fortune par tous les moyens, bien souvent peu licites, plutôt que de la devoir à la noble profession de la science.

Galien, disons-nous, fut un des premiers novateurs. Né à Pergame 330 ans après Hippocrate, il se fit commentateur de sa doctrine, bien qu'il ait fait souvent parler son maître à sa manière. Doué d'un esprit fécond et d'une imagination ardente, il fit à Rome des cures si surprenantes qu'il fut accusé de magie; aussi prétendait-il que son mode de traitement prévaudrait sur tous les systèmes et doctrines inventés jusqu'à lui ou qui pourraient l'être dans l'avenir; ce fut en interprêtant fidèlement les principes d'Hippocrate qu'il acquit cette prépondérance salutaire dans le sublime art de guérir, à tel point que tous les autres sectaires du grand maître, aucun ne fit plus de sensation sur les esprits que Galien.

Cependant, malgré les rares avantages de ses profondes connaissances, toujours enrichies par une prodigieuse faculté de mémoire, ses premières idées se troublèrent et l'égarèrent tout à coup dans les longues et abstraites sinuosités du péripatétisme en voulant tout expliquer par les causes des maladies, par la composition des humeurs du sang, la fermentation et la combustion de la bile, en leur attribuant les qualités du sec, de l'humide, du froid, du chaud, d'après les intempéries des saisons, l'état atmosphérique et les humeurs des diverses constitutions, malgré que ce soient souvent des vérités démontrées.

Par une suite de ses fortes impressions, il porta la chaleur de son imagination et dirigea également son esprit dans ses systèmes de classification des maladies par leurs causes et leurs effets, à inventer des signes et des symptômes, qui variaient, en les comparant avec ceux de son maître; il en fut de même à l'égard de sa *thérapeutique*, où les médicamens furent classés d'après les idées de son esprit créateur; néanmoins, malgré les digressions fastidienses de Galien, son langage lourd et prolixe, ses ouvrages sont très-instructifs pour l'esprit calme et réfléchi qui veut se pénétrer des grands principes du père de la médecine.

Mais les idées ardentes de Galien ne contribuèrent pas peu à enflammer l'imagination des esprits subtils qui se livrèrent à des raisonnemens captieux, établirent des systèmes, des divisions, subdivisions, etc., ce qui entraîna insensiblement l'esprit systématique à remplacer le génie de l'observation et de l'expérience.

De son côté, la philosophie ne fut pas la dernière à créer des systèmes; on en forma de toutes les espèces, sur des théories captieuses, qui devinrent le fléau de l'humanité, par l'abus et l'absurdité du raisonnement.

Heureusement pour la science de la médecine,

Hippocrate avait eu soin de rassembler en un seul corps d'ouvrage tous les faits épars en une doctrine de faits, destinée exclusivement au traitement du plus grand nombre des maladies, et ce ne fut qu'avec le temps que son école, devenue raisonneuse, fut qualifiée de secte dogmatique qui se permit de changer, de dénaturer tout à fait sa pensée.

Toutefois, le grand maître de la science médicale avait trop bien connu les faits, trop bien étudié la nature des maladies pour que ses principes fussent oubliés. Plus tard, des esprits sensés s'étant attachés à en saisir tout le mérite, sa doctrine reprit une nouvelle force dans la mémoire des praticiens observateurs.

Il ne faut point perdre de vue qu'Hippocrate commença par faire l'application de l'analyse, par la connaissance des signes des maladies, d'où résulta une source abondante de vives lumières pour la pratique médicale; il joignit en outre à son traité du pronostic dans les maladies aiguës, celui de prédiction des affections chroniques, auquel il ajouta son traité du régime pour les plus graves, celui des airs, des lieux et des eaux, de même que celui des épidémies, lesquels furent tous des chefs-d'œuvre de l'art de guérir qui, réunis à ses aphorismes, formèrent toute sa doctrine.

C'est cette doctrine qui a immortalisé son auteur, c'est cette doctrine qui a prévalu et prévaudra dans tous les temps sur toutes les autres qui pourront lui succéder, parce qu'elle sera toujours le type indestructible du vrai, la pierre fondamentale de la science, en ce qu'elle est le fruit de l'expérience et de l'observation dans les divers phénomènes de la nature et qu'elle a toujours servi d'invariable régulateur à ceux qui s'y sont attachés, malgré tous les systèmes contraires produits et reproduits par différentes sectes jusqu'à nos jours.

En parcourant avec quelque attention l'analyse raisonnée de toutes les sectes, de toutes les doctrines, de tous les systèmes formés pendant la durée d'une grande succession de siècles, il sera facile de remarquer qu'ils n'ont laissé après eux rien de satisfaisant pour combattre victorieusement les maladies qui affligent l'humanité, mais qu'ils n'ont servi au contraire qu'à alarmer, exaspérer les esprits par leurs fallacieuses et séduisantes promesses, et par tous les prestiges d'un charlatanisme audacieux et rusé, enfantés par les suppositions gratuites d'un esprit en délire.

Parmi un si grand nombre, j'exhumerai la mémoire de quelques-uns qui dans l'antiquité se sont plus particulièrement fait connaître par la singularité et la bizarrerie de leurs utopies. Je citerai d'abord en première ligne :

Trapion et *Philinus*, de Cos, qui cherchèrent à rétablir la secte des empiriques à Alexandrie.

Asclépiade, à Rome, voulut ramener et reproduire les systèmes de *Démocrite* et d'*Épicure*, soutenus par *Thémison*, chef de la secte méthodique. Malgré que ce dernier eût déjà cherché à prouver que toutes les causes de maladies provenaient du genre lâche, mixte ou resserré; ce qui donna plus tard l'idée de former la secte des *solidistes*, dont *Brown* devint le chef en Angleterre.

Thémison et *Paracelse* traitèrent de chimérique la doctrine d'Hippocrate, et pour faire prédominer leurs systèmes ils eurent la honte d'incendier la bibliothèque d'Alexandrie, dans l'unique intention de détruire les œuvres d'Hippocrate qui leur portaient ombrage en ce que leur célébrité pouvait être un obstacle aux progrès de leurs faux systèmes; mais, heureusement pour la postérité, les ouvrages du grand maître se trouvèrent à cette époque traduits en plusieurs langues et dans les mains de plusieurs grands praticiens qui avaient su les apprécier et qui nous les ont transmis. C'est entre autres au célèbre *Cornelius Celse*, le Cicéron des médecins, à qui nous devons le bonheur de les posséder. Entraîné par son goût pour la langue grecque et ayant su apprécier les œuvres d'Hippocrate, il nous en a laissé une belle traduction. C'est aussi à ce digne traducteur que nous devons les différens débats qui ont existé entre les empiriques, les dogmatiques et les méthodistes qui n'ont produit aucune idée lumineuse, tandis que l'expérience éclairée par la théorie, d'après la sage doctrine du père de la médecine, seront toujours des guides sûrs dans l'art de guérir.

Il est un fait incontestable, c'est que de tous temps il y a eu des hommes ambitieux qui ont cherché à créer, à innover des systèmes; les uns, de gloire, en se rendant utiles à la science, et le plus grand nombre, de richesses. Cette fureur des innovations pénétra aussi jusque dans l'Arabie qui, pendant plusieurs siècles, eut ses sectes, ses docrines, ses systèmes, dont la médecine fut obligée de supporter le joug, bien qu'entièrement soumise à l'autorité de Galien. Pleins d'une imagination orientale la plus outrée, ces novateurs se jettèrent dans les sciences occultes, réunirent l'alchimie à la métaphysique la plus extravagante en médecine, et la science retomba encore une fois dans la barbarie, pendant plusieurs siècles, et jusqu'au moment où les principes d'Hippocrate reprirent une nouvelle faveur qui doit se conserver à jamais.

C'est à *Prosper Alpin*, le plus judicieux observateur du XVIe siècle, que nous devons la secte des *éclectiques*, et qui ne cessa de conseiller l'étude des œuvres d'Hippocrate pour savoir en apprécier le mérite et se diriger avec prudence dans la pratique médicale. Pour le bien juger, il convient de lire le traité de *præsagienda vita et morte* qu'il nous a laissé sur cette vérité.

Toutefois, de tous les sectaires depuis le grand maître de l'art aucun n'a fait plus de bruit dans le monde savant que Galien, auquel personne n'a succédé dans l'étendue, la profondeur du savoir, jusqu'au célèbre *Bœrhaave*, dont la réputation devint si grande dans les quatre parties du monde qu'on lui écrivait de l'Inde : *A Bœrhaave, médecin en Europe!*

C'est à ce grand homme que nous devons les premières leçons de la médecine clinique, professée dans l'école qu'il fonda à Leyde, tout en recommandant comme *Prosper Alpin* à ses nombreux disciples la lecture des œuvres d'Hippocrate qu'il reconnaissait être le seul, l'unique guide pratique ; bien qu'il ait montré aussi son système dans son *Institutiones medica.*

Nous devons, à la vérité, à des célébrités bien respectables par leurs ouvrages l'existence de grandes vérités en médecine, qui ont enrichi par des faits et observations la grande et sublime doctrine du vénérable vieillard de Cos, ce qui ne sert qu'à prouver, corroborer le mérite de ses principes, de ses aphorismes dans la pratique, pour la cure des maladies.

Dans ce nombre se firent principalement distinguer Mercurialis, Prosper Martien, Valério, Fabrius Calvus, Cornarius, Henri Étienne et un grand nombre d'autres savans ; mais ils ne purent empêcher les systèmes de quelques utopistes qui paraissaient de temps à autre et qui ne purent porter atteinte à l'immuable doctrine du grand maître qui sera toujours la boussole des praticiens et des profonds écrivains en médecine.

On crut d'abord, à la fin du xve siècle, que la découverte de la circulation du sang, par Harvey, amenerait de grands résultats dans l'exercice de l'art; mais elle ne produisit d'autre effet que de donner naissance à un grand nombre de systèmes, tous plus absurdes les uns que les autres; d'où l'on peut hardiment conclure que si la médecine a été regardée par quelques philosophes critiques comme une science conjecturale, c'est qu'ils n'ont su la juger, l'apprécier que sur les apparences, en ce que ses qualités morales ne peuvent être à la portée de toutes les conceptions. Cependant, depuis la découverte de la circulation du sang, les grandes connaissances acquises sur l'anatomie et la physiologie, bases de la science, comme la théorie et l'expérience, ont fait de trop grands progrès pour que la médecine ne soit considérée que comme une science conjecturale, quoiqu'elle n'ait produit que des systèmes.

Ce fut à peu près à cette époque que Christophe Colomb fit la découverte du nouveau monde, découverte si funeste au genre humain en introduisant dans les autres parties une maladie inconnue jusqu'alors, dit-on.

C'est dans le même temps que la prise de Constantinople eut lieu, ce qui amena en Europe une foule innombrable de faux savans, sans expérience, surtout en Italie et en France, où l'étude de cette maladie enfanta de nouveaux systèmes, plus ou moins contraires à la véritable doctrine.

Sans doute, il est facile, il est naturel aux hommes de créer des systèmes; une imagination vive et ardente est plus spécialement portée que toute autre à leur donner naissance, mais leur existence ne peut être que de courte durée; bâtis en quelque sorte sur le vague, comme sur des vapeurs météorologiques, sans consistance, sans fixité, c'est donc à tort que quelques écrivains leur ont donné le nom de doctrine, qui est une science de faits positifs, avoués par la nature dans ses aberrations, en médecine.

Les systèmes surtout conduisent à l'erreur; bien différens en cela des doctrines qui ne sont, en général, que le résultat des faits remarqués dans les phénomènes pathologiques de la nature malade; la doctrine est une science certaine, positive, qui produit des effets par des causes souvent inconnues, pendant que les systèmes ne sont que le fruit d'un savoir imaginaire, sans culture, produit d'une conception hardie que rien ne saurait soutenir.

Paracelse et *Van-Helmont* imaginèrent chacun un système. Le premier voulait plier la nature sous la puissance de causes occultes ou cachées qu'il ne pouvait expliquer ni résoudre; le second inventa le galvanisme et promettait de guérir toutes les maladies, lorsque les inventeurs du magnétisme revendiquaient ce droit en leur faveur. Van-Helmont reconnut le principe vital auquel il donna le nom d'*archée*. Plus tard ce système fut adopté et modifié par *Bordeux*, *Lacasse*, *Barthez*, médecins animistes du XVIIIe siècle, qui professaient les principes de Bœrhaave, inventeurs de la secte des *humoristes*, dont la doctrine a toujours été conservée par l'école de Montpellier, tandis que celle de Paris s'est maintenue en possession de celle des *solidistes*.

Ce fut donc après la découverte d'Harvey que les saignées devinrent un système aux yeux de quelques médecins, non-seulement dans des cas d'exception, mais dans tous; on ne parlait plus que de la transfusion du sang, entre un individu bien portant et un malade, dans un état d'anémie, d'un jeune à un vieillard, dans l'objet de les rajeunir ou de changer leur nature.

Cette manie des systèmes fut poussée si loin, dans cette opinion de transfusion, qu'un édit du parlement força ses propagateurs à mettre fin à cette charlatanerie.

Plus tard, d'autres illuminés proposèrent encore d'injecter dans les vaisseaux des substances de toute espèce, non-seulement médicamenteuses, mais toniques telles que le vin, l'alcool ou autres liqueurs spiritueuses, dans l'intention de donner plus de ton aux organes et plus d'énergie aux fonctions.

Toutes ces idées systématiques sur la médecine

passèrent dans le domaine de la chimie, et les chimistes braquèrent leurs alambics, leurs cornues; par leurs nombreux essais et expériences dans la décomposition et recomposition, ils parvinrent à trouver dans le sang des sels, du souffre, du fer, etc., et, de concert avec nos Esculapes à nouveautés, ils décidèrent qu'il fallait des remèdes pour corriger ces matières du sang en les divisant et les atténuant; alors toutes sortes de compositions chimiques furent à l'ordre du jour et mises à la mode pour épurer le sang; mais, heureusement pour la vraie science et le genre humain, le célèbre *Chaptat* vint de nos jours mettre fin à ce charlatanisme introduit dans ces deux importantes branches de l'art, par des ouvrages immortels qu'il produisit sur ces différentes parties.

Mais n'anticipons point sur la marche des événemens et rappelons que pendant le cours du XVIIe siècle, *Baglivi*, *Sydhenam* et *Stole*, formèrent également des systèmes, mais sans pour cela méconnaître, oublier la doctrine d'Hippocrate qu'ils ont toujours hautement professée dans leurs leçons de clinique. Leur mode d'instruction amena de grands résultats dans l'étude et l'exercice pratique de la médecine, par l'esprit d'observation qui y était recommandé et qui est le moyen le plus sûr de faire des progrès rapides dans l'art de guérir.

C'est dans le dernier siècle que la secte des *humoristes* reparut avec plus d'ardeur, plus de ténacité qu'autrefois. Elle se montra d'abord dans les écoles de Montpellier; sa doctrine fut professée par les célèbres *Sauvage*, *Vens-Wieten*, *Gaubius*, etc., qui devinrent les véritables commentateurs des principes de *Bœrrhaave*, sans s'écarter toutefois des principes fondamentaux posés par le père de la médecine; mais les *solidistes* des écoles de Paris, de Vienne, d'Édimbourg, etc., s'empressèrent aussi de former leur secte, proclamée par *Hoffmann*, *Cullen-Stool*, etc.

Ce fut à cette époque que les magnétiseurs se montrèrent de nouveau avec plus de courage, en promettant de guérir toutes les maladies de l'espèce humaine, de même que celles de tous les quadrupèdes. *Mesmer*, *Cagliostro* furent les coryphées de cette secte renouvelée, sortie de celle de *Paracelse* et de *Thémison*. *Brown*, auteur anglais, forma aussi son système, dans lequel il ne vit que les deux extrêmes dans les maladies qu'il nomma *sthenie* et *asthenie;* l'illustre *Frank* se montra son défenseur et inventa ses grains de santé pour purger les vieillards, les gens débiles, et eut pareillement ses innovations en médecine.

Les sectes des *animistes* et des *humoristes* se montrèrent plus fermes, plus ambitieuses que jamais. Pour mieux persuader qu'ils avaient raison, ses sectaires écrirent et prétendirent démontrer que la plupart des maladies trouvaient leurs causes dans les humeurs, tandis que les *solidistes* ne cédèrent pas ; en sorte que le solidisme, soutenu par *Chaussier*, est devenu une secte nouvelle qui n'accorde aux liquides des corps qu'un rôle passif et tout à fait secondaire dans les divers phénomènes de la vie qui, selon l'esprit des *solidistes*, réside essentiellement dans les solides de l'économie.

Cette division des esprits dans la plus noble et la plus importante des sciences est, certes, bien contraire à la confiance qui doit lui être accordée, car tous les systèmes qui surgissent de toutes parts ne tendent qu'à l'affaiblir, la détruire ; parce que l'esprit français, dans sa légèreté, est faussement imbu de tant d'erreurs, de tant de sophismes, qu'il juge toujours la médecine comme une science *conjecturale*, ne méritant ni confiance, ni crédibilité, malgré l'évidence des faits de chaque jour, où les efforts et l'habileté du médecin triomphent souvent de la résistance de la nature morbide.

Tant de préventions sont l'ouvrage du charlatanisme qui se soustrait à la sévérité des lois, non assez répressives, et que l'on devrait plus fortement mettre en vigueur.

De tels reproches peuvent aussi s'adresser à ces jeunes médecins qui viennent de quitter les bancs de l'école, sans avoir complété le temps et la durée de leurs premières études. Leur témérité dans la pratique anticipée de l'art de guérir est de nature à commettre beaucoup de méprises. Dépourvus, la plupart, des connaissances et de l'expérience suffisantes dans des cas graves, que n'appellent-ils en consultation des médecins consommés, plutôt que de se rendre seuls responsables d'une erreur, d'une bévue souvent irréparables ?* Un grand maître de la science a dit :

« Celui qui commence à se livrer à la pratique » est absolument maître de la vie des malades qu'il » est appelé à traiter, comme s'il était déjà doué de » la plus solide capacité. »

D'ailleurs, « quelqu'instruit que soit un jeune médecin, dit Vicq-d'Azyr, il doit toujours redouter l'instant où il doit agir pour la première fois, où, après avoir écouté et lu, il faut juger et choisir ; scrupuleux observateur des règles de l'art, et craignant de se tromper dans leur application, il examine avec le plus grand soin et ne prononce qu'avec effroi. Il a sans cesse devant les yeux les obstacles qui naissent de la complication des accidens et les obligations que son devoir lui impose ; il conseille peu de remèdes par timidité, comme le praticien expérimenté en conseille peu par choix ; l'un épie

* Un médecin ne serait qu'un téméraire, un jaloux, s'il prenait seul la responsabilité de traitement d'une maladie sérieuse ou compliquée d'accidens graves. Cette conduite deviendrait d'autant plus blâmable qu'il est démontré que quatre yeux y voient mieux que deux, surtout quand on joint l'expérience au savoir lumineux de la théorie.

la nature et agit rarement, parce qu'il ne se croit pas assez éclairé sur ses besoins; l'autre connaît ses forces, ses moyens, sa capacité et se borne à seconder ses mouvemens, et agit rarement, aussi, parce qu'il craint de la troubler, par expérience.

» Tous les deux ont une grande réserve, parce qu'ils ont les mêmes principes primitifs de sagesse et qu'ils tendent au même but; l'ignorant, au contraire, commence avec hardiesse et finit avec audace. » (*Dict. des sciences médicales*, tom. XXXI, page 232.)

La clinique, en médecine, existe depuis Bœrhaave; mais elle n'a été exercée par les médecins français qui en ont su apprécier le mérite, que depuis quarante ans. C'est le plus beau monument de la science, pour son étude et la pratique; c'est le malade même qui est le sujet de l'enseignement, pendant que dans la médecine théorique c'est la maladie. Le professeur Chaussier est un des premiers qui nous aient fait connaître, en France, l'importance et le mérite de cette étude.

La physiologie est, comme on sait, la connaissance de la nature de l'homme, qui n'a fait de grands progrès dans la science que depuis que nous connaissons mieux l'anatomie des organes et leurs fonctions. M. le professeur Broussais s'en est servi avec succès pour établir sa médecine physiologique et former son système; par ce système il fait la guerre au sang, en prétendant qu'il est le siége de toutes les maladies.

Si quelques auteurs ont avancé que la vie est dans le sang, ils ont raison; mais que dans aucun cas on ne doive en diminuer la masse, ils ont tort. C'est un système faux et erroné, en ce qu'il est des circonstances, en pratique, où une et plusieurs saignées ont sauvé la vie des malades, comme dans un excès de pléthore, dans une forte inflammation, etç.; mais il faut que cette saignée soit faite à propos, selon le cas, l'âge et le tempérament du sujet.

Contre cette opinion, qui est celle de beaucoup d'auteurs, le professeur Broussais croit que la plus grande partie des maladies proviennent d'un excès de pléthore, ou que le sang est en stagnation sur quelque organe, comme l'estomac, les intestins, etc., ce qui leur a fait donner les noms de *gastrite* et d'*entérite*, ou de *gastro-entérite* quand ces deux organes sont enflammés, et de *gastro-entérite-chronique* quand le sang y séjourne depuis plus ou moins longtemps.

Ce système a quelque chose de bon, et il se conserve en pratique; mais, en général, il produit un grand mal par l'application des sangsues sur ces parties dans toutes les maladies indistinctement, car la saignée par la lancette ou les sangsues sont deux choses différentes.

Nous devons, toutefois, accorder des éloges et des

témoignages de reconnaissance à M. le professeur Broussais, dans le cas de cette dernière maladie, puisqu'elle était peu connue et qu'il en a trouvé le remède quand l'affection est simple; mais elle est trop souvent confondue avec d'autres, comme la *gastro-dynie*, etc.

Hâtons-nous de désigner une nouvelle secte, ou plutôt l'invasion d'un système récent, qui s'est introduit dans le monde savant avec le plus grand éclat, sous le titre pompeux d'*homœopathie*, inventé par *Samuel Hahnemann*, médecin allemand. Ce système, admis par les uns, critiqué par les autres, ne produira que du retentissement, ayant été repoussé de tous les pays où, lui et ses partisans, avaient cherché à l'importer et à le propager, d'abord en Italie, en Allemagne, en Suède, en Pologne, en Angleterre, puis en France.

Adopté d'enthousiasme par des esprits séduits par la nouveauté, on ne tardera pas à lui faire justice, et la brillante illustration de son auteur s'éclipsera comme une vaine fumée ou comme une vapeur aérienne que les rayons du soleil dissipent à leur approche.

Le plan du système de *Samuel Hahnemann* est un tissu d'erreurs en médecine, plein d'invectives, de propos grossiers contre la médecine et les médecins qui n'adoptent pas ses utopies, ses préjugés; il les nomme *allopathistes*. On peut facilement remarquer dans sa doctrine, remplie de contre-sens, qu'il avance des faits controuvés et souvent contradictoires et opposés à ceux de la nature. Sa thérapeutique, il est vrai, a quelque chose de bon; mais il ne paraît pas posséder la moindre idée, la plus petite notion sur l'anatomie et la physiologie, pas plus que le plus léger vestige de la doctrine d'Hippocrate, père et premier fondateur de la vraie science. Mais à cela rien d'étonnant, car tous les faiseurs de systèmes fuyent ses doctes principes, comme les hydrophobes fuyent l'eau, parce que ses principes leur sont contraires, étant tous identiques et en rapport avec la nature des maladies. On peut donc affirmativement décider que le système d'Hahnemann présente tous les caractères du véritable charlatanisme, uniquement bon pour les gens habiles à en profiter. Le temps qui juge tout saura faire triompher la vérité; ce temps n'est pas loin !....

Vraiment, d'après ce conflit d'opinions sur l'homœopathie, je serais disposé à croire avec un médecin distingué, un savant écrivain, qu'il y a deux sectes de médecins, quand l'utopiste allemand avance hardiment que « de toutes les sciences, la médecine est, sans contredit, celle qui paraît avoir éprouvé le plus de changement et le plus de vicissitudes. »

Mais les gens du monde qui sur de telles remarques lui adressent des reproches, pour la discréditer, ne savent pas qu'il existe deux médecines bien distinctes.

L'une, rationnelle, comptant beaucoup sur la nature et ses efforts, agit peu, en se fondant sur l'observation et l'expérience de plusieurs milliers d'années; elle se compose d'un ensemble ou collection de principes et d'aphorismes d'une précision presque mathématique ; c'est celle d'Hippocrate et de tous les praticiens éclairés.

L'autre, anti-naturelle, aussi éphémère, aussi variable que tout ce qui est un objet de mode, est du domaine de tous les médecins légers, versatiles, frivoles, subtils et inconséquens, en un mot, des charlatans, des empiriques et des systématiques.

Ce contraste frappant, cette opposition marquée, cette divergence de vues, d'idées et de moyens entre ces deux cathégories tiennent à la nature des choses, à la faiblesse de l'esprit humain; c'est un mal nécessaire quoique dangereux, car les charlatans sont aux hommes qui en usent ce que sont les femmes publiques aux libertins qui s'en servent.

D'après la pensée d'Hahnemann, la nature médicatrice est aveugle, impuissante dans ses effets, et cependant il veut avec des millionièmes de substances, souvent vénéneuses, délétères, guérir toutes les maladies qui affligent l'humanité; il prétend faire naître une maladie factice, et contre nature, pour en guérir une naturelle. Cela peut être vrai, parfois, pour quelques affections nerveuses, fantastiques, un spasme, mais non à l'égard d'un grand nombre de cas de maladies caractérisées. Les opinions de Samuel Hahnemann sont absolument contraires à la nature des choses nosologiques et thérapeutiques, à tous les faits connus, à toutes les expériences entreprises et à leurs résultats obtenus depuis plus de vingt siècles; son système est un véritable charlatanisme qui sera bientôt oublié et abandonné à cause du choix de ses moyens. *

« Il n'est pas de système en médecine, si raisonnable qu'il soit, dit M. le docteur Monfalcon, qui n'ait pour principe une idée progressive, bonne en elle-même, mais qui ne soit devenue une source abondante d'erreurs; par la trop grande extension qu'on lui a fait prendre, il devient un moyen de perturbation dangereux. Sous ce rapport, toute doctrine, tout système nouveau est un pas en avant dans le danger, et celui de Hahnemann ne fait certainement pas exception; il ne s'agit que d'isoler des rêveries des homœopathes la donnée neuve et féconde peut-être en bons résultats sur laquelle repose l'homœopathie. Tout n'est pas déception et folie dans cette théorie, et elle ne passera pas toute entière; il en restera entre autres vérités, plus ou moins utiles, la démonstration du peu d'inconvénient de nourrir d'alimens stimulans beaucoup de convalescens et

* En 1785, Samuel Hahnemann a soutenu une thèse, à Leipsic : *Über die Arsenikvergiftung, ihre Hülfe und gerichtliche Ausmittelung.*

quelques malades, ainsi que celle de l'action, quelquefois réelle, quoi qu'on en dise, de certaines substances médicales, données à très-petites doses. Nier absolument et dans tous les cas tous les faits homœopathiques, ce n'est peut-être guère moins se placer au dehors du vrai que ne le font les illuminés les plus fervens de la doctrine d'Hahnemann quand ils racontent leurs miracles à la crédulité de leur public. » (*Hist. du chol. morb. as.*, p. 73, 1835.)

Je ne me suis un peu étendu sur l'homœopathie que parce qu'elle n'est à mes yeux qu'une pure charlatannerie, qu'un moyen adroit de faire de nouvelles dupes et d'être contraire à la curation de quelques malades qui auraient recouvré la santé par un traitement plus rationnel, et l'on doit s'étonner que des médecins pourvus d'honorables qualités et d'un certain savoir aient pu s'enthousiasmer à prôner une semblable anomalie en médecine.

Je me hâte d'achever cet opuscule, tracé pour le public, en lui renouvelant ma pensée dans ses intérêts les plus chers, que tous les systèmes en médecine ne sont que duperies, que déceptions, qu'un moyen de chercher fortune, en faisant des victimes; que la véritable médecine s'acquiert par l'étude et l'expérience, d'après les sages et immortels principes d'Hippocrate, comme étant le fruit de sérieuses et profondes observations.

D'ailleurs, en réfléchissant sur tous les systèmes

passés et présens, on doit être convaincu qu'aucun n'a laissé le moindre souvenir du bien qu'il a fait à l'humanité, et qu'on a toujours pu remarquer que tous les novateurs en médecine n'ont été que des charlatans intéressés, semblables à ces athlètes qui, se présentant au combat sans s'y être exercés, ne doivent qu'au hasard les faibles succès qu'ils ont pu remporter.

Il est déplorable de voir que tout le monde aujourd'hui veut exercer la médecine; chacun s'en mêle, les classes d'artisans regorgent de donneurs d'avis, de recettes médicales pour la guérison de quelques maladies; le noble art de guérir devient le patrimoine des commères, des bonnes femmes, et il n'est pas jusqu'aux pharmaciens qui ne donnent leurs consultations et ne s'immiscent à le pratiquer sans en avoir acquis les connaissances théoriques et pratiques; en marchant ainsi au hasard dans les sentiers difficiles de la science d'Esculape, ils sacrifient impunément l'humanité sans payer le fossoyeur qui couvre leurs bévues.

Il faut en convenir, n'est-ce pas du charlatanisme le plus dégoûtant que tous ces remèdes tant vantés, affichés, placardés à tous les coins de rue, ce *remède Leroi*, cet *élixir anti-glaireux*, ces dépuratifs du sang, etc., etc., qui irritent sans mesure les organes, déterminent à la débilité et à l'inappétence? Il est temps que le public se décide à renoncer à ces vendeurs de drogues et de poisons.

Au reste, on ne doit point s'étonner que tout le monde se livre à l'exercice de la médecine quand, d'après le système d'Hahnemann, *il n'existe point d'élémens de maladies*. Suivant lui, « c'est un phénomène dynamique de notre économie, et non le produit d'une irritation, d'un trouble moral ou physique, d'une lésion, d'une inflammation, etc.; c'est tout simplement une altération du principe de la vie, une lésion des facultés intellectuelles qui nous indisposent et qui se trouveront guéries comme tant d'autres par la diète et des millionièmes de substances acres, délétères, de la matière médicale de Samuel Hahnemann. »

Or, d'après toutes les facilités qu'on a de pratiquer la médecine, il doit devenir inutile de passer toute sa jeunesse à étudier le grec, le latin, l'anatomie, la physiologie, la pathologie, la thérapeutique, etc., puisque, avec de la hardiesse et de la témérité, on peut exercer la plus sérieuse, la plus difficile et la plus abstraite de toutes les sciences humaines. Veut-on fixer l'attention publique et faire fortune? il suffira d'inventer un système; plus il sera plaisant, bizarre, opposé à toute règle en rapport avec les accidens de la nature et sans être sanctionné par le temps, inflexible juge de tout, plus on attirera les regards et la confiance; on fera fortune surtout en vendant cher les petits paquets de la matière médicale de Samuel Hahnemann, et plus tard on pourra tout à son aise rire de la crédulité publique.

Ainsi que l'ont répété Hippocrate et Galien, il n'est de vrai médecin praticien que celui qui, partant des principes les plus évidens, s'en sert comme d'un flambeau lumineux qui doit éclairer le raisonnement, l'expérience et l'analogie, pour en tirer les conséquences les plus vraies et les plus sûres pour les maladies. Et en effet, cette science n'a besoin que de bons praticiens pour faire distinguer et apprécier son évidence, sa certitude et son utilité, comme autant de vérités immuables de la nature. Il n'y a donc que des ignorans ou des gens de mauvaise foi pour les lui contester. Mais c'est l'expérience qui guide les sages dans l'exercice de la médecine. Si le public était bien pénétré de cette vérité, il ne porterait pas sa confiance, quand il est malade, au dernier venu, aux charlatans, aux bourreaux, parce qu'ils guérissent de toutes les maladies.... O faiblesse de l'esprit humain!

Je termine ce petit ouvrage, susceptible de recevoir de plus grands développemens et de faire naître, malgré la frivolité du siècle, les plus mûres, les plus sérieuses réflexions.

Peu soucieux de plaire ou de déplaire, en le livrant à la publicité, je ne me suis proposé qu'un seul et unique but, celui de répandre la lumière et la vérité sur la tendance des empiriques de nos jours à envahir le domaine de la vraie science, en obscurcissant, dénigrant et étouffant les réputations les plus respectables. Trop heureux si je puis arracher de leurs mains profanes quelques victimes !...

Cinquante années de pratique et d'observation au lit des malades, une lecture constante d'auteurs anciens et modernes, des réflexions sérieuses sur les systèmes de quelques médecins, ont dû me donner assez d'expérience pour apprécier leur valeur et en tirer les conséquences qu'ils méritent. C'est donc d'après cette expérience et ces réflexions que j'ai reconnu leur nullité dans l'exercice de la médecine et que ces sectes, ces systèmes, comme leurs hypothèses, sont très-souvent contraires à la sainteté de la bonne doctrine, à la vraie science médicale, qui n'est que la science de la nature dont le médecin est l'interprête.

Honte à jamais aux charlatans, aux remèdes secrets !

Hommage, gloire et honneur aux médecins modestes et désintéressés qui, dans l'intérêt de l'humanité, se dévouent noblement, pour le plus grand éclat de la science, à suivre la carrière tracée par le grand maître, qui ordonne de donner nos conseils au pauvre comme au riche !

FIN.

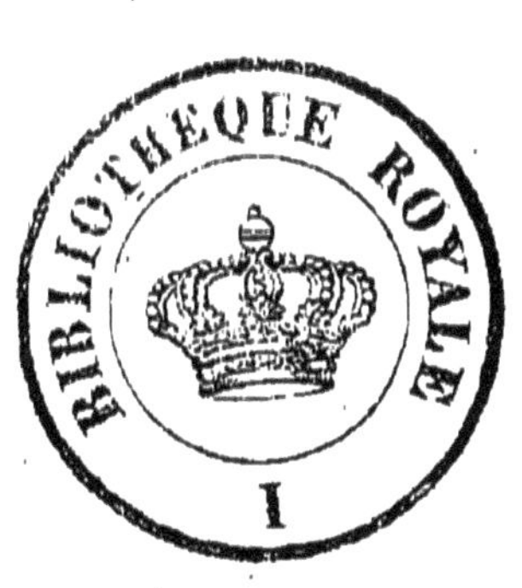

ERRATA.

Page.	Ligne.	Au lieu de :	Lisez :
3	9	homéopathie,	*homœopathie.*
11	16	e ceux qui,	*et ceux qui.*
30	17	Sgarelles,	*Sganarelles.*
33	23	Guide,	*Gnide.*
35	18	qu'ils soient,	*qu'ils ne soient.*
47	12	Chaptat,	*Chaptal.*
48	10	Cullen-Stool,	*Cullen, Stool.*

www.ingramcontent.com/pod-product-compliance
Ingram Content Group UK Ltd.
Pitfield, Milton Keynes, MK11 3LW, UK
UKHW020210200726
13856UKWH00004B/1302

9 782013 448079